DISSERTATION

DU DOCTEUR DE MATTHEIS

SUR LE CULTE RENDU

A LA

DÉESSE FIÈVRE

PAR LES ANCIENS ROMAINS

TRADUITE

Par le Docteur Auguste HARG

Aide-Major attaché à l'hôpital Saint-André, à Rome

(Extrait du Bulletin de la Société d'Archéologie et d'Histoire de la Moselle)

METZ

TYPOGRAPHIE DE ROUSSEAU-PALLEZ, ÉDITEUR

LIBRAIRE DE L'ACADÉMIE IMPÉRIALE

RUE DES CLERCS, 14

1862

DISSERTATION

DU DOCTEUR DE MATTHEIS

SUR LE

CULTE RENDU A LA DÉESSE FIÈVRE

PAR LES ANCIENS ROMAINS.

———

Cicéron ne prévoyait pas sans doute le mauvais usage que les hommes feraient plus tard de l'idée sainte de la divinité, sans quoi il n'eût pas témoigné tant de surprise du culte rendu par les Romains à la déesse Fièvre, à la mauvaise fortune et à tant d'autres choses nuisibles auxquelles ils avaient élevé des autels. Il aurait certainement reconnu que l'esprit humain est capable de délires encore plus absurdes, en voyant inscrire au nombre des dieux des créatures qui le méritaient moins que le méphitisme et la fièvre.

La déification de quelques monstres couronnés après leur mort, quand ils ne pouvaient plus affliger ni torturer leurs sujets, semble, en vérité, plus déraisonnable que celle de maladies et d'autres fléaux qui, en les supposant sensibles et pitoyables, peuvent cesser de nuire en se laissant fléchir par les prières des prêtres et les sacrifices accomplis sur leurs autels.

Rome, aussi humble envers les dieux que superbe envers les hommes, et qui se soumit elle-même à toutes les divinités des peuples qu'elle subjugua, n'emprunta à aucun d'eux le culte de la fièvre; seule elle eut l'idée de diviniser cette maladie et de l'honorer par des temples et des sacrifices.

Les Grecs et les Egyptiens adorèrent des créatures nuisibles et eurent des divinités alexicaques ou apotropes qui correspondent aux averruncus ou dieux préservateurs des Romains, mais la fièvre ne fut déifiée que chez ces derniers.

4

Le culte qu'on lui rendait à Rome paraît très-ancien; Valerius Maximus le reporte à la plus haute antiquité et le place parmi les usages les plus simples des premiers âges, Cicéron appelle antique l'autel qui lui était érigé sur le mont Palatin et qui existait encore de son temps: *Ara vetus tas in Palatio febris.*

Les épithètes qu'on lui donnait convenaient à une grande divinité, telles que celles de Magna, de Sancta et de Diva, ainsi que le constate l'inscription votive rapportée par Tomasini, par Grutero et d'autres, et conçue dans les termes suivants:

Febri divæ, febri
Sanctæ, febri magnæ
Camilla amata, pro
Filio male affecto.

Les temples et les autels élevés à Rome à cette déité morbide furent très-nombreux; Cicéron, Pline, Elianus, Valerius Maximus en font mention; les premiers écrivains chrétiens en parlent toujours au pluriel. Celui du palatin fut plus célèbre que les autres; cependant Valerius Maximus en cite encore deux qui paraissent avoir joui également d'une certaine renommée; voici ses propres paroles: « *Febrem autem ad minus nocendam templis colebant, quorum adhuc in Palatio, alterum in area marianorum monumentorum, tertium in summá parte vici longi exstat.* »

Ces situations indiquées par Valerius Maximus ont besoin d'être mieux déterminées et j'ai surtout dirigé mes recherches dans ce sens; celle du premier ne laisse aucun doute, parce que le mont Palatin est clairement désigné, mais nous n'osons pas déterminer sur quelle partie de ce mont il existait, quoique de bonnes raisons ne manquent pas pour faire conjecturer que c'était sur la partie occidentale en regard du Velabre. Celles des deux autres qui, au premier abord, semblent mieux déterminées, sont cependant plus incertaines, car on ne connaît ni le mont ni la région qu'ils y occupaient.

Pour ce qui concerne le second, personne n'ignore les contestations soulevées parmi les antiquaires sur la situation des monuments de Marius. Ce qui semble assez vraisemblable, c'est que ces monuments s'élevaient dans une aire ou place sur le mont Erquilin, sans qu'on sache en quoi ils consistaient, ni qu'on puisse affirmer si les deux trophées placés actuellement sur la balustrade du Capitole en faisaient partie ou les constituaient en entier.

Néanmoins, dans ce voisinage a dû exister un temple érigé à la fièvre, ainsi que beaucoup d'autres dédiés à des divinités du même genre : telles que la pâleur, le méphitisme, etc. , comme si ce mont avait été principalement consacré aux choses nuisibles, probablement à cause des ravages que ce fléau y avait exercés. On rencontre de plus grandes difficultés encore quand on veut déterminer l'emplacement du troisième de ces temples, qui, selon l'expression de Valerius Maximus : « *In summâ parte vici-longi exstat.* » Quoiqu'en disent les nombreux commentateurs de cet ancien écrivain, qui ont tous interprété l'expression *longi* dans le sens de longueur, comme adjectif de *vici*, nous ne trouvons nul indice de l'existence d'un *vicu-longo* dans aucune des régions de Rome antique.

Ce serait sans doute une chose intéressante et utile de connaître l'effigie ou le simulacre sous lequel la sagace antiquité représenta la déesse Fièvre ; cette connaissance plairait à bien des savants, aux artistes, aux poëtes, et même aux médecins qui, bien que très-familiers avec cette maladie, ne sont pas souvent d'accord quand il s'agit de la décrire et d'en donner une définition catégorique, probablement parce qu'ils ont l'habitude de ne la voir qu'avec les yeux d'un esprit préoccupé de théories et d'hypothèses.

M. de Montfaucon est trop concis quand il dit que cette déesse dut avoir chez les Romains la forme d'une femme, et chez les Grecs celle d'un homme, parce que le mot πυρετός, nom par lequel ces derniers avaient coutume de la désigner, est du genre masculin. Pour nous, c'est moins le sexe qu'il nous importerait de connaître que les caractères, les symboles, les formes propres et distinctives de cette déité.

Lucien décrit une statue miraculeuse, qu'on pourrait prendre, à première vue, quoiqu'il ne dise pas trop clairement ce qu'elle représente, pour un simulacre de la fièvre, puisqu'elle était chauve, demi-nue, dans l'action de boire ; qu'elle avait peu de poils à la barbe, des veines saillantes, le ventre gonflé ; qu'elle disposait à son gré de cette maladie et que pour cette raison elle était presque entièrement couverte de lames d'argent et de pièces de monnaies ; ex-voto de ceux qui croyaient en avoir été délivrés par sa puissance. Cependant l'ignorance dans laquelle les Grecs étaient de cette divinité et l'habitude bien connue de Lucien de se moquer des dieux et des hommes de toutes les nations, porte plutôt à croire qu'il parle d'un personnage qui opérait des prodiges seulement par une vertu magique.

Les divers actes d'adoration adressés par les Romains à la déesse Fièvre ne semblent pas avoir différé de ceux qu'ils rendaient communément aux autres divinités, tels, par exemple, que les invocations, les prières, les sacrifices, les vœux, les actes de grâce, etc. Il est très-probable que ce fut, au moins en partie, à cette puissante déesse que l'on adressa dans toutes les villes d'Italie des prières publiques pour guérir Pompée de cette fièvre grave dite avec raison *désirable* et *prévoyante*, parce qu'elle aurait pu le soustraire au malheureux destin qui l'attendait en Egypte, si les vœux publics plus puissants n'eussent été exaucés. Mais, outre les actes ordinaires de religion que les anciens avaient coutume d'exercer envers la déesse Fièvre, comme envers toute autre divinité, il y en avait un particulier aux divinités salutaires ; il consistait à rendre publique, en la déposant dans leurs temples, la description des remèdes au moyen desquels on croyait avoir obtenu la santé, et cela en honneur de la divinité aussi bien qu'au plus grand profit des malades. L'ignorance et l'oubli de cet usage ont fait donner jusqu'à présent une interprétation assez peu intelligible de ce que Valerius Maximus écrivait en parlant des temples de la déesse Fièvre : « *In eaque (febris templa) remedia quæ agrorum corporibus adnixa fuerant, deferibantur.* »

Tous les commentateurs ont expliqué ce passage en disant qu'on transportait dans ces temples les remèdes employés par les malades. Ainsi le jésuite Cantel, commentateur de Valerius Maximus, (ad usum delphini), développe ainsi ce passage : *In eaque febris templa post recuperatam valetudinem portabantur remedia quæ fuerant agrorum corporibus applicata.* Mais cette explication satisfait peu le bon sens ; en effet, les remèdes étaient internes ou externes ; dans le premier cas, ils étaient ingérés, et on ne peut comprendre comment on aurait pu les transporter dans les temples ; et, dans le second, n'aurait-ce pas été un usage ridicule et indécent de suspendre et de consacrer dans les temples, les onguents, les emplâtres et autres ordures détachées des corps malades ? Peut-être que l'habitude, existant encore de nos jours, de suspendre aux parois des autels et des églises les bandages, les bâtons et les béquilles des pauvres estropiés miraculeusement guéris, avait fait naître cette interprétation ; mais on ne guérit pas la fièvre par de pareils moyens, et les fébricitants ne pouvaient pas avoir besoin de ces appuis, excepté pendant la convalescence, état dans lequel ils sont utiles à tous les malades à cause de la faiblesse de leurs membres. Il suit de là que le passage cité de Valerius Maximus paraîtrait beaucoup plus clair, plus intelligible et plus satisfaisant, si le mot *deferebantur* était rendu dans le sens de dénoncer, rapporter, publier, comme il est permis aux commentateurs de le faire. Il n'est certainement pas nécessaire de connaître d'une manière très-approfondie la langue latine pour savoir que le verbe *defero* était employé dans l'un et l'autre sens; il suffit pour cela de citer les expressions très-usitées d'origine latine qui en dérivent : *délateur* et *délation*.

En s'appuyant donc, comme nous venons de le faire, sur la double signification du verbe *defero* et sur l'antique usage de publier dans les temples, sur le marbre ou le bronze, les remèdes salutaires employés dans les maladies, par les conseils de la divinité, l'interprétation que nous avons donnée paraîtra beaucoup plus naturelle et plus satisfaisante. Les exemples de semblables inscriptions déposées dans les temples d'Esculape sont très-nombreux et bien connus. Pausanias parle plusieurs fois de cet usage en décrivant les temples érigés en Grèce à ce dieu, et il ajoute que ces inscriptions, sculptées sur des tables de métal ou sur des colonnes de marbre indiquaient chacune le nom du malade, la nature de la maladie et celle du remède employé. De son temps, le temple d'Esculape à Épidaure contenait six de ces colonnes chargées, en dialecte dorique, de ces recettes, et il ajoute que dans les temps plus anciens il y en avait un plus grand nombre. Hypocrate a puisé principalement dans ces observations le précieux dépôt des connaissances médicales qui a fait tant d'honneur à ses écrits et qui a rendu son nom si célèbre.

C'est dans les temples d'Esculape plutôt que dans les écoles des philosophes qu'il apprit les vrais principes de l'art dont il est considéré, avec raison, comme le père. On a été jusqu'à dire qu'il avait osé, en nouvel Erostrate, mettre le feu au temple d'Esculape à Coos, après en avoir transcrit les inscriptions, pour être le seul au monde qui possédât un si riche trésor de connaissances et de lumières, ou, au moins, pour les publier comme provenant de lui-même. Enfin, à Rome, on trouva dans l'île du Tibre, près des ruines de l'antique temple d'Esculape, quatre de ces inscriptions sur une même table de marbre ; elles ont été transcrites par Mercuriali, Grutero et beaucoup d'autres ; quelques-uns se sont donné la peine de les traduire du grec et de les commenter. Un usage aussi généralement et aussi sagement établi dans les temples médicaux de la Grèce et de Rome, justifie pleinement le sens par lequel nous avons rendu le passage de

V. Maximus peu ou point intelligible en suivant l'interprétation vulgaire des commentateurs.

Ce qui a été dit jusqu'à présent est relatif à l'histoire du culte rendu par les Romains à la déesse Fièvre. Maintenant nous passons à la recherche de la cause qui a fait naître ce culte.

L'excessive superstition de nos ancêtres d'une part et la fréquence des fièvres sur notre territoire de l'autre, en expliquent l'origine. Il n'y a pas de doute que ces deux maladies, l'une propre à l'esprit, l'autre au corps, aient prédominé tantôt plus tantôt moins dans cette localité. La fièvre est une maladie très-commune, mais il ne faut pas croire qu'elle le soit également dans tous les pays ; il faut se trouver dans des circonstances locales analogues à celles de Rome pour en être atteint au même degré. Sa fréquence dans cette ville est une vérité de fait qui ne peut être contestée ni par les diverses opinions des écrivains qui en ont cherché la cause, ni par les fallacieuses théories des auteurs peu nombreux, il est vrai, qui osèrent en nier l'existence.

Ces écrivains ont déployé beaucoup d'érudition et de talent pour soutenir leurs idées ; malheureusement elles ne sont conformes ni à la raison ni à l'histoire, comme il est bien facile de le prouver. Et premièrement il est peu de vérités historiques sur lesquelles il existe autant d'accord entre les écrivains qu'il y en a sur la fréquence des fièvres à Rome et les maux qu'elles y occasionnèrent de tous temps, quoique ce ne fût pas toujours avec la même intensité ni la même extension. La nature de ces fièvres, quoique d'apparences variées, doit toujours être la même au fond. Tout porte à croire qu'elles ont été des fièvres périodiques tantôt plus, tantôt moins pernicieuses, selon les dispositions variées des individus et la diversité des autres circonstances capables d'accroître ou de corriger l'action de leur cause principale et presque unique, c'est-à-dire la présence des miasmes répandus dans l'atmosphère. Les pertes nombreuses qui, au rapport de Tite-Live, ont si souvent atteint et désolé cette cité, ne peuvent avoir été que des épidémies de fièvres de cette nature, dont la cause ordinaire se trouvait accrue et renforcée par des constitutions climatériques particulières. Asclépiade, qui exerça avec tant de succès la médecine à Rome, au temps de Pompée, déclare que les fièvres quotidiennes cataleptiques et léthargiques y étaient très-fréquentes ; Galien, au temps de Marc-Aurèle, répète plusieurs fois que cette espèce de fièvre périodique, appelée par lui semiterzane, est la maladie à laquelle les habitants de Rome sont le plus fréquemment exposés.

Ces fièvres y ont toujours régné, principalement en été, à l'époque
des grandes chaleurs, et de là vient l'usage d'abandonner la ville dans
cette saison pour aller respirer un air plus pur dans les montagnes
voisines d'Albe, de Tibur, de Tusculum, ainsi que le témoigne
Horace dans sa gracieuse épître à Mécène :

> Si me vivere vis sanum, recte que Valentem
> Quam mihi das ægro, dabis ægrotare timeoti,
> Macenas, veniam, dum ficus prima Calorghe
> Designatorem decorat lectoribus atres :
> Dum pueris omnis pater et matercula pollet
> Officiosa qua sedulitas, et opella forensis
> Adducit febres et testamenta resignat.

Mais dans les temps de calamités et de désastres, quand aux
causes ordinaires venait s'ajouter la misère de la population, ces
fièvres dégénéraient en épidémies dont les ravages étaient effrayants.
Il suffit, pour le prouver, de rapporter la lettre du P. Damien au pape
Nicolas II, où on lit le passage suivant :

> Roma vorax hominum domat ardua colla virorum,
> Roma ferax febrium veci est uberrima fragum.

Le même motif qui avait engagé les Romains à adorer la fièvre
et à lui élever des autels, conduisit plus tard les chrétiens à em-
ployer les ressources plus réelles que leur offrait la nouvelle religion
pour éloigner d'eux un si funeste fléau. On vit alors la forme du
culte changer, mais l'intention était la même et des autels furent élevés
à quelques images de la Vierge, sous le nom de Marie-des-Fièvres
ou Fébrifuges, libératrice de cette maladie plus fréquente et plus
dangereuse à Rome que partout ailleurs. Bientôt la renommée publia
de nombreux prodiges anti-fébriles opérés spécialement par une de
ces images sacrées qui existe encore aujourd'hui dans la sacristie de
Saint-Pierre, et qui, couronnée d'or et chargée de riches ex-votos,
devint l'objet de la plus grande vénération et fut regardée comme le
préservatif le plus sûr contre cet horrible fléau.

Enfin, les écrivains qui, après la renaissance des lettres, ont étudié
la nature du ciel de Rome, ont reconnu, ainsi que les anciens, que
son climat est insalubre et fécond en fièvres. Alexandre Petronio,
médecin de Grégoire XIII, accuse l'air de Rome d'être épais, humide

et lourd, sujet à des variations soudaines, et à cause de cela, il le juge *sanitati valde oppositum ;* quoique parmi les affections propres aux Romains il ne veuille reconnaître que la *pianezza di capo,* la *crudità di stomacho,* la *lassezza della membra,* il ne peut cependant pas nier que les fièvres ne soient fréquentes, puisque ces diverses affections les provoquent facilement ; il déclare, en effet, que, quoique de son temps les fièvres semi terzanes ne fussent pas aussi communes que du temps de Galien, néanmoins les quotidiennes avec léthargie, semblables à celles dont parle Asclépiade dans Cœlius Aurélianus, se montrèrent fréquemment, surtout à cause de cette pesanteur de tête qui est propre aux habitants de Rome. De même Cayrrati, qui loue tant la salubrité de l'air de Rome, ne peut s'empêcher de convenir que de son temps quelques fièvres léthargiques, présentant une certaine gravité, étaient fréquentes à Rome. Enfin Laglévi, qui, entre la fin du dix-septième siècle et le commencement du dix-huitième exerça avec tant de réputation la médecine dans cette cité, écrivit ce passage bien connu : *Febris semitertiana exquisita familiari est popularibus almæ hujus urbis et fare perpetuo hic grassatus, quod etiam cognovit galenus.*

Par tous ces témoignages classiques et ce que nous voyons nous-même, il n'est pas permis de douter de la fréquence constante quoique inégale des fièvres sous le ciel de Rome. D'ailleurs, la connaissance de la nature du sol qui, surtout du côté de la mer, est presque entièrement paludre, correspond bien à ce qu'enseignent l'histoire et l'observation. Les physiciens qui ont attentivement examiné la topographie de Rome et de ses environs, confirment ce que nous avançons, en indiquant un grand nombre de causes fébriles prédominantes sous notre ciel. Ce n'est pas que nous prétendions soutenir la fausse opinion de quelques auteurs qui croient encore aujourd'hui que l'air de nos environs est si pestilentiel et si empoisonné surtout dans l'été, qu'il suffit, pour gagner la fièvre, de le respirer pendant quelques heures, le jour ou la nuit. Ces auteurs voudraient pour ainsi dire mettre en état de siége cette ville pendant l'été et empêcher que personne n'y vînt ou n'en sortît, en menaçant ses habitants de fièvres inévitables s'ils se hasardaient, pour leurs plaisirs ou leurs affaires, à dépasser les limites de leurs vignes.

Or, jamais pareille chose ne s'est vue pendant l'été, et il y aurait exagération à supposer que l'air fut corrompu et irrespirable à tel point qu'on y tombât malade dans un aussi court espace de temps. A toutes les époques et dans toutes les saisons, le flux et le reflux de la population à Rome variérent à l'infini, sans qu'on eût remarqué d'invasion morbide aussi prompte et aussi inévitable.

Le célèbre auteur du sonnet très-connu contre Rome, dans lequel ses habitants sont représentés avec des visages pâles, sombres, exténués, conséquence de l'absorption d'un air empesté, veillait, quand il le composa, dans l'auberge du Baccano, lieu dont l'air est le plus mauvais des environs de Rome, et il ne contracta aucune fièvre ; il l'aurait cependant bien mérité en punition de tant d'outrages et de calomnies.

Ce qui semble certain, c'est que toutes les régions de cette cité n'ont pas toujours été également fécondes en fièvres ; il faut chercher la raison de cette différence dans les circonstances locales de chacune d'elles ; une seule cause ne peut pas en rendre raison. Dans les temps très-anciens de Rome, le mont Palatin, quoiqu'il eût été le premier point habité et ensuite embelli par les plus nobles et les plus grandioses habitations, ne pouvait se flatter de jouir d'un air très-pur, à cause des effluves palustres du Vélabre qu'il dominait, avant que ce marais ne fût desséché par Tarquin. C'est pour cela que les Aborigènes, qui l'avaient primitivement occupé, furent contraints de chercher ailleurs un séjour moins malsain, selon le témoignage de Denis d'Halicarnaye. L'Esquilin, tant qu'il servit de cimetière à la plèbe romaine, abonda en émanations méphitiques et fut peu habité ; mais, au temps d'Auguste, l'air en fut amélioré principalement par les soins de Mécène qui vint y établir ses jardins et sa magnifique habitation ; son exemple fut bientôt suivi par la foule, comme on le voit par ces vers d'Horace :

> Huc prius augustes ejecta cadavera celles
> Conservus vilis portanda locabat in area,
> Hoc miseræ plebi stabat commune sepulcrum
> . . . .
> Nunc licet Esquiliis habitare salubribus, etc.

Enfin le Translevere, en raison des sordides métiers qu'on y exerçait, de la misère de ses habitants et du voisinage du Vatican et du Tibre, ne jouissait certes pas non plus d'un air plus pur et plus suave. Aussi nos ancêtres, qui se laissaient toujours conduire par des motifs plausibles dans le choix des lieux où ils élevaient des temples, avaient principalement, pour cette raison, érigé un temple à la fièvre dans chacune de ces régions où la faveur de cette divinité était le plus nécessaire. Dans les temps postérieurs ce fut précisément dans le Vatican et son insalubre voisinage qu'on vénéra les miraculeuses images de la Madona della Febbri, parce que la fréquence des fièvres y faisait sentir plutôt qu'ailleurs le besoin de sa protection.

Pétronio pense que les lieux les plus bas de cette cité sont les plus insalubres; donc il ne reconnaît comme malsains que ceux qui sont dépeuplés, et Lancisi que ceux qui sont exposés aux effluves d'eaux stagnantes et corrompues. Les diverses opinions de ces écrivains, par rapport aux causes de l'insalubrité du ciel romain, reposant chacune sur les mêmes preuves et sur les mêmes faits, ne sont pas difficiles à concilier. Il n'y a pas de doute que les endroits les plus ventilés, les plus secs et par conséquent les plus habités, ne soient généralement aussi les plus salubres et les moins fréquents en fièvre; néanmoins la réunion trop féconde de ces conditions est justement ce qui a trompé et a fait confondre les causes avec les effets. La difficulté consiste à reconnaître celle de ces conditions qui a été la première à naître et ensuite jusqu'à quel point les autres en dépendent; à déterminer enfin si la population détériorée a corrompu l'air, ou si l'air corrompu a détérioré la population; si les eaux palustres sont causes ou effets du dépeuplement, ou bien causes et effets en même temps. Dorri a déployé autant d'érudition que Lancisi pour soutenir chacun leur opinion : l'histoire, dit le premier, enseigne que plus la cité et la campagne de Rome furent peuplées, plus l'air fut salubre; il résulte de l'histoire, dit le second, que plus le sol de Rome fut sec et privé d'eaux palustres, moins son ciel fut insalubre et fébrifère.

La vérité de ces propositions est incontestable. Quiconque est médiocrement versé dans l'histoire de cette cité, sait très-bien qu'à la suite des invasions des barbares et après les désastres qu'ils occasionnèrent dans ses environs, les champs furent abandonnés, les édifices ruinés, les canaux, les fossés, les aqueducs rompus et obstrués; le cours naturel et artificiel des eaux se trouvant arrêté, les mares et les étangs envahirent les campagnes, l'air se corrompit de plus en plus, et la population alla de jour en jour en se détériorant.

Aussi la même ville qui, au temps heureux d'Auguste et de Claude, contenait plusieurs millions d'habitants, n'en contenait plus que trente mille dans les temps de la plus grande désolation. La conséquence de tous ces malheurs et d'un si déplorable dépeuplement fut que l'air devint si insalubre et si fécond en fièvre, que la cour, pour se soustraire à ses ravages, fut plusieurs fois obligée de se retirer;

que des conclaves furent clos et transportés ailleurs ; que des armées ennemies en abandonnèrent le siége.

Ce ne fut qu'après le pontificat fameux de Léon X, au commencement du seizième siècle, qu'on vit s'améliorer notablement l'état de son atmosphère et augmenter en même temps la population qui s'éleva à quatre-vingt cinq mille habitants sous l'influence des desséchements des marais, des constructions de cloaques, du percement de rues nouvelles, de tous les moyens, en un mot, qui concourent à l'assainissement du sol.

Mais si l'histoire nous apprend que quand l'état de l'air de Rome s'améliora, sa population s'accrut en même temps, et vice versa, la physique d'autre part nous enseigne que ces deux effets sont souvent causes l'un de l'autre et que le plus ordinairement ils se produisent l'un par l'autre. Or, si l'organisme de l'homme, comme celui des animaux, reçoit en vertu de sa composition quelque altération de l'air qu'il respire, le premier peut le corriger en le soustrayant à l'action d'autres causes plus énergiques de corruption et en recevoir une large compensation. Car, si un air mauvais et rendu malsain par les exhalaisons palustres est morbifère pour ses habitants et en diminue le nombre, un air élastique et salubre les rend plus sains et par suite plus nombreux.

Voilà pourquoi, dans divers temps et dans différents quartiers, cette ville fut toujours, quoiqu'à différents degrés, sujette à la fièvre en raison de la force plus ou moins active des causes fébriles qui y prédominent ; et pourquoi aussi elle divinisa cette maladie et lui éleva des temples et des autels, quand la superstition dont elle est fille la portait à admettre, comme Dieu, tout ce qui est capable d'exercer un pouvoir extraordinaire sur le physique et sur le moral des hommes et qui par cela même lui paraissait digne de tous ses hommages.

A la suite de cette savante discussion, on ne verra pas sans intérêt l'article du *Dictionnaire de la Fable*, par Noël, ainsi conçu : « Fièvre, divinité qui avait ses autels et ses sacrifices. Chez les Grecs et chez les Romains, elle avait un temple au mont Palatin, un autre dans la place des monuments de Marius', et le troisième au haut de la rue Longue. On apportait dans ces temples les remèdes contre la fièvre avant de les donner aux malades, et on les exposait quelque temps sur l'autel de la déesse. On lui prodiguait les noms de divine, de sainte et de grande, comme le prouve une ancienne inscription. Les

Grecs en avaient fait un Dieu, parce que, dans leur langue, *puretos* est masculin. On l'allégorisait quelquefois par une femme couchée sur un lion, de la bouche duquel sort une vapeur, parce que, au dire des anciens naturalistes, le lion est sujet à la fièvre et surtout à la fièvre quarte.

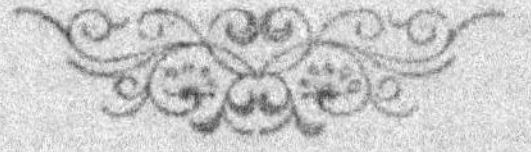